BEI GRIN MACHT SICH IHR WISSEN BEZAHLT

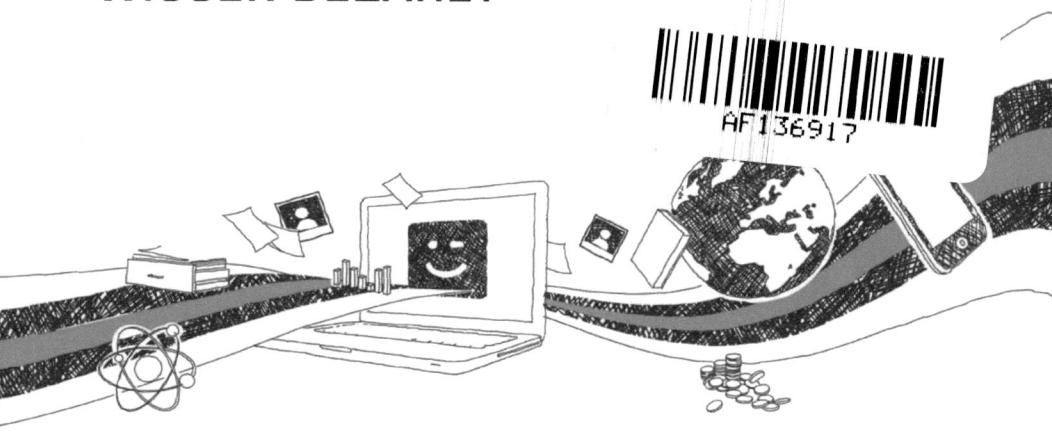

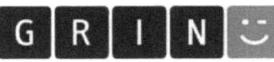

Die Folgen der Akademisierung von Führungskräften. Die Fachkräftesituation im Gesundheitswesen

Michael Jünger

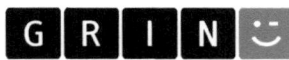

Bibliografische Information der Deutschen Nationalbibliothek:

Die Deutsche Nationalbibliothek verzeichnet diese Publikation in der Deutschen Nationalbibliografie; detaillierte bibliografische Daten sind im Internet über http://dnb.d-nb.de abrufbar.

ISBN: 9783346877284
Dieses Buch ist auch als E-Book erhältlich.

Druck und Bindung: Books on Demand GmbH, Norderstedt Germany
Gedruckt auf säurefreiem Papier aus verantwortungsvollen Quellen

Das vorliegende Werk wurde sorgfältig erarbeitet. Dennoch übernehmen Autoren und Verlag für die Richtigkeit von Angaben, Hinweisen, Links und Ratschlägen sowie eventuelle Druckfehler keine Haftung.

Das Buch bei GRIN: https://www.grin.com/document/1359633

Hausarbeit

Folgen der Akademisierung von Führungskräften für die Fachkräftesituation im Gesundheitswesen mit dem Schwerpunkt der Notfallsanitäter_In

Vorgelegt von:

Name: Michael Jünger

Abgabetermin: 30.09.2022

Studiengang: MBA im Sozial- und Gesundheitswesen

M 3.1 – Organisationsentwicklung und ethisches Handeln in Wirtschaft und Organisationen I

Inhaltsverzeichnis

Zusammenfassung

Hintergrund. Der § 2a NotSanG ist eine weitere wichtige Veränderung auf dem Weg zu einer Professionalisierung des Rettungsdienstes, welcher gleichzeitig mit einem großen Kompetenz- und Verantwortungsgewinn für die Notfallsanitäter_Innen verbunden ist. Diese Akademisierung im Rettungswesen scheint im Widerspruch mit dem vorherrschenden regionalen Fachkräftemangel zu stehen. Tatsächlich verdrängen akademische Führungskräfte im Rettungswesen nicht die Fachkräfte, sondern sie fördern deren Bestand und die Attraktivität der Berufe im Rettungswesen durch den teamorientierten Führungsstil der Servant Leadership, den vor allem die Generation Y und Z präferiert.

Methode. Die Arbeit verwendet die Methode der Internetbasierten Literaturrecherche.

Ergebnisse. Die neue altruistische Führungsweise durch akademisch ausgebildetes Fachpersonal verbessert die flächendeckende Versorgung der Bevölkerung, indem es durch teambildende und teambindende Maßnahmen bei gleichzeitig hoch qualifiziertem notfallmedizinischem Können und einem ehrenwerten Selbstverständnis von Verantwortung einen kontinuierlichen Fachpersonalbestand sicherstellt.

Fazit. Die Hinwendung an die Bindung der Mitarbeiter_Innen durch eine neue Generation akademisch gebildeter Führungskräfte ist das A und O der Attraktivität von Berufen im Gesundheitswesen, weshalb die Akademisierung des Gesundheitswesens ausdrücklich zu begrüßen ist.

Abstract

Background. The § 2a NotSanG is another important change on the way to a professionalization of the rescue service, which is at the same time associated with a great gain in competence and responsibility for the emergency paramedics. This academization in the ambulance service seems to be in contradiction with the prevailing regional shortage of skilled workers. In fact, academic managers in the emergency medical services do not displace the skilled workers, but rather they promote their existence and the attractiveness of the professions in the emergency medical services through the team-oriented leadership style of servant leadership, which is preferred above all by Generation Y and Z.

Method. The paper uses the method of internet-based literature review.

Results. The new altruistic approach to leadership by academically trained professionals improves area-wide care for the population by ensuring a continuum of skilled personnel through team-building and team-bonding activities while maintaining highly skilled emergency medicine skills and an honorable self-image of responsibility.

Conclusion. Turning to employee retention by a new generation of academically educated managers is the be-all and end-all of the attractiveness of professions in the healthcare sector, which is why the academization of healthcare is to be expressly welcomed.

„Effektive Führungskräfte sind die Ersten, die zuhören,
und die Letzten, die reden."

Peter Drucker, US-Ökonom

1 Einleitung und Problemstellung

Das Ziel des hochkomplexen deutschen Gesundheitswesens ist es, so effizient wie möglich zu agieren. Interdisziplinäre Teams, die aus einer Vielzahl an spezialisierten Fachkräfte bestehen, sind eine tragende Säule dessen. Dadurch ergründet sich, dass eine ausreichende Versorgung mit beruflich ausgebildeten und akademisch qualifizierten Fachkräften äußerst wichtig ist, um so ein zusammenhängendes Gesundheitswesen aufrecht zu erhalten. Das Bildungssystem beeinflusst hierbei direkt sowohl die Qualität als auch die Struktur des Fachkräfteangebots. Seine Entwicklung hat direkte Konsequenzen für die Versorgung des Landes mit Fachkräften, auch im Gesundheitswesen. Die letzten Jahre zeigen eine zunehmende Entwicklungen im Bildungssystem zeigen eine stete Zunahme an Akademikern. Seit 2013 wird die Zahl der Studienanfänger konstant höher als die der Neuanfänger im dualen Berufsausbildungssystem (Steeg, 2017, S. 15–17).

Die wissenschaftliche Relevanz dieser Arbeit ergibt sich u. a. aus dem noch immer aktuellen Diskurs innerhalb der bildungspolitischen Diskussion, welcher von einem „Akademisierungswahn" (ebd., S. 1) spricht, ausgelöst durch den von der Frankfurter Allgemeinen Sonntagszeitung interviewten Philosophen Julian Nida-Rümelin. Die Frage in diesem Zusammenhang lautete: Wird diese Entwicklung der immer notwendigeren Nachfrage nach versierter und praktischer Erfahrung im Gesundheitswesen gerecht? Und: Wie können interaktionelle Spannungsmomente zwischen jungen akademischen Führungskräften und alteingesessenen Mitarbeiter_Innen vermieden bzw. abgebaut werden? Wie kommt die ältere Generation mit der nachrückenden Generation Z klar? Andererseits gibt es jedoch auch hieb- und stichfeste Belege dafür, dass gerade akademische Führungskräfte in Non-Governmental Organisationen (NGO) des Gesundheitswesens für eine große Zufriedenheit bei den Mitarbeiter_Innen verantwortlich sind, da sie über mannigfache Leadership-Skills verfügen, welche gerade die Folgen eines akademisch erworbenen Hintergrundwissens sind. Nicht zuletzt benötigt die fortschreitende Digitalisierung des Gesundheitswesens eine Vielzahl an kompetenten Leute, die diesen Trend vorantreiben können, weil sie über das nötige Know-how verfügen. Die deutsche Bundesregierung investiert im internationalen Vergleich bescheidene Summen in den Bildungssektor und ein dadurch hervorgerufener Akademikermangel könnte der Nachfrage nach flächendeckender Versorgung im Gesundheitsbereich langfristig nicht gerecht werden. Besonders vor dem Hintergrund des demografischen Wandels könnte jedoch gerade andererseits der Fachkräftemangel zu einem Kostenproblem für die Sicherstellung gesundheitlicher Leistungen durch fehlende Krankenkassen- und Pflegeversicherungsbeiträge führen. Ein anderes, bereits angedeutetes Problem ist der Clash der Generationen, der geschieht, wenn Führungskräfte der nach 1995 geborenen Generation Z auf Mitarbeiter_Innen der Generation X oder Generation Y treffen. Die Arbeitsethik ist eine völlig andere. Managementziele und Projektplanung gehen nicht mehr auf Kosten von Kreativität, Freizeit und Familie. Wer als Angestellte_r der beiden älteren

Generationen hierarchische Strukturen liebt, wird es mit der von dieser Generation gewünschten Kommunikation auf Augenhöhe schwer haben. Wer zudem mit den Werten Diversity und projektorientierter Teamarbeit nichts anfangen kann, wird ebenso Schwierigkeiten haben wie der- bzw. diejenige, der bzw. die seine Arbeit nur für den reinen Broterwerb leistet, ohne darin eine sinnstiftende Tätigkeit zum Wohle der Gemeinschaft zu erkennen. Sinnstiftung sowie individuelles Mitarbeiterverständnis sind nachweislich für eine Generation-Z-Führungskraft sehr essenziell. Andererseits fördert sie bei dieser Grundübereinkunft die Weiterbildung ihrer Mitarbeiter und die projektorientierte Teamarbeit. Ziel sollte immer eine Win-win-Situation für alle beteiligten Generationen am Arbeitsplatz des Gesundheitswesens sein. Wie das erreicht werden kann, auch darauf will diese Arbeit eingehen und erläutern, um zu einem weiteren Erkenntnisgewinn in der Forschung beizutragen. Was bedeute das nun konkret für den Bereich Rettungsdienst und die Notfallsanitäter_Innen innerhalb des Gesundheitswesens?

Nicht nur die Notärzte und Notärztinnen sind im Rettungswesen wichtig, sondern auch eine kompetente und teamorientierte Leitung seitens der Notfallsanitäter_Innen sowohl während des Notfalleinsatzes, als auch während des Wachalltages. Die aktuelle Debatte über eine verstärkte Professionalisierung durch Akademisierung dieser Teamleiters dient den erhöhten Anforderungen der prähospitalen Notfallversorgung und dem Mangel an Ärzten im Allgemeinen. Sie ist Ausdruck eines Wandels und basiert auf den Faktoren des Notfallsanitätergesetzes (NotSanG), kontinuierlicher Fortschritt im medizinisch-technischen Bereich und auf dem bereits genannten demografischen Wandel. In diesem Zusammenhang wird der Fachkräftemangel nicht als Folge der Akademisierung betrachtet, sondern ergibt sich aus der fehlenden Akademisierung, d. h. einem defizitärem Know-how. Akademisierung heißt für die Fachkräfte im Rettungswesen die Notwendigkeit konstanter Weiterbildung zu erkennen. So ist in der Fachwelt unumstritten: Arbeiten im „Rettungsdienst heißt lebenslanges Lernen" (Heringshausen, 2019, S. 42). Bereits das neue Berufsbild des Notfallsanitäters bedeutete eine „Angleichung des Deutschen Qualifizierungsrahmens (DQR) Niveau 4 zu anderen Gesundheitsfachberufen" (ebd.). Zu den neuen Fähigkeiten von nichtärztlichen, akademisch gebildeten Führungskräften im Rettungswagen gehört „Kreativität, Autonomie, Souveränität und Mündigkeit auf Augenhöhe mit anderen akademisierten Professionen" (ebd.). Dafür braucht es „Kenntnisse, Fertigkeiten und Kompetenzen auf DQR-Niveau 6 (Bachelor) bis 7 (Master)" (ebd.). Bereits die mittlere Führungsebene im Rettungsdienst wird angesichts der genannten Entwicklung daraus schließend nicht um eine akademische Weiterbildung herumkommen. Nicht zuletzt erwarten insbesondere die Rettungsdienstträger genau dies. Eine rein praktische Straßenerfahrung genügt nicht mehr für ein berufliches Vorankommen und ein professionalisiertes Auftreten am Patienten, denn der aktuell angesagte Teamleiter im Rettungswesen muss im Bereich Human Resources und Social Skills besonders kompetent sein. Er bzw. sie braucht diplomatisches Geschick, BWL-

Wissen, ein ausgeprägtes Rechtsverständnis und Managementfähigkeiten im Gespräch mit Kosten- und Leistungsträgern. Gleichzeitig soll er Pädagoge und kollegialer „Rettungsdienst-, Rettungswachen- oder Bereichsleiter" sein (ebd.). Nur auf diesem Weg ist eine professionelle und zufriedenstellende Versorgung der hilfsbedürftigen Menschen möglich. Gleichwohl bedeutet dies keinen Ersatz durch einen ‚Mini-Notarzt', sondern eine leitlinienbasierte, in den Standard Operating Procedure (SOP) der Ärztlichen Leitung Rettungsdienst (ÄLRD) festgelegten und kontrollierten, professionellen Notfallversorgung und Überführung in eine anschließende ärztliche Behandlung (ebd.). Die „ressourcenorientierte Versorgung" (ebd.) hat hier primäre Bedeutung. Hierfür benötigt es kompetentes Fachpersonal. Die von den Notfallsanitätern_Innen durchzuführenden Tätigkeiten befinden sich hierzu in dem dafür zugrunde legenden Medikamenten- und Maßnahmenkatalog aus dem Pyramidenprozess im Anhang dieser Arbeit.

Aus dieser knappen Darstellung des Hintergrundes der Thematik in dieser Arbeit ergibt sich deren wissenschaftliche Notwendigkeit in der Lösungsfindung zugunsten einer effizienten Zusammenarbeit akademisch gebildeter Führungskräfte und ihres Teams unter Berücksichtigung der Folgen jener Akademisierung.

Forschungsfrage

Im Bezug zum Titel und der Problemstellung dieser Hausarbeit lautet die Forschungsfrage daher: Welche Folgen hat die Akademisierung von Führungskräften im Gesundheitsbereich am Beispiel des Rettungsdienstes?

Aufbau der Arbeit

Für die Beantwortung dieser Frage auf wissenschaftlicher Ebene wurde folgendes Vorgehen in dieser Hausarbeit gewählt. Der theoretische Rahmen dieser Arbeit enthält folgende Punkte. In einem ersten Schritt sollen statistische Daten Aufschluss darüber geben, wie stark der Fachkräftemangel die breite gesundheitliche Versorgung der Bevölkerung belastet. In diesem Zusammenhang wird auf die aktuelle personelle Situation im Gesundheitswesen mit dem Schwerpunkt Rettungsdienst eingegangen. In einem nächsten Schritt gilt es, die Kriterien des ethischen Handelns im Gesundheitswesen genauer zu betrachten. Anschließend wird das Bild der aktuell und zukünftig notwendigen Führungskraft detailliert beschrieben:
- Welche Kompetenzen, welche Ressourcen und welche Fähigkeiten sind im Detail genau notwendig? - Wie trifft sie Entscheidungen für ihr Team und die Organisation?

Die Generation Z tritt derzeit verstärkt in den Arbeitsmarkt ein. Sie ist sehr gut ausgebildet und flexibel kreativ, dabei höchst internetaffin, sowie sozial interaktiv: genau das, was eine rasante technologische Entwicklung im Gesundheitswesen braucht. Wer ist diese Generation und wie kann sie mit den Generationen X, Y und den Babyboomern harmonisch und effizient zugunsten der hilfsbedürftigen Menschen und eines funktionstüchtigen Rettungsdienstes kooperieren? In diesem Zusammenhang soll auf die Theorie der Organisationssoziologie von

Niklas Luhmann eingegangen werden. Dem theoretischen Rahmen schließt sich die Darstellung der angewandten Methodik an, gefolgt von den Analyseergebnissen der Literaturrecherche zum Thema. Am Ende präsentiert das Fazit nicht nur eine Zusammenschau der durch Literaturrecherche gewonnenen Ergebnisse und Erkenntnisse, sondern liefert auch einen Ausblick auf die zukünftige Zusammenarbeit von Team und Teamleitung im Gesundheitswesen, bzw. hier speziell im interprofessionalen Rettungsdienst von Deutschland.

Forschungsstand

Die Fachzeitschrift *Rettungsdienst* bietet detaillierte wissenschaftliche Informationen zu den aktuellen Anforderungen und Herausforderungen des Berufsbildes des Notfallsanitäters, zum Wandel im Gesundheitswesen sowie zu den neusten gesetzlichen Vorgaben. Allgemeine Angaben zur Akademisierung der Gesundheitsberufe liefert die Website der Hochschulrektorenkonferenz (www.hrk.de). Einblick in den neuen Führungsstil bzw. das Wesen des Digital Leadership in NGO und Nonprofit-Organisationen (NPO) liefert die Website der Schweizer Gewerkschaft für den Öffentlichen Dienst VPOD (www.ngo.vpog.ch), in die Prinzipien der Servant Leadership, kennzeichnend insbesondere für die Generation Z, die äußerst wertvolle Abschlussarbeit von Alexander Ostermeyer. Wie ethische Prinzipien und wirtschaftliches Handeln miteinander vereinbart werden können, präsentiert die Website Forum Wirtschaftsethik (www.forum-wirtschaftsethik.de). Die umfassende Thematik zunächst der Charakteristika der Generation Z und dann deren anzustrebender positiver Kooperation mit den Generationen X, Y und den Babyboomern liefert Ökonom und Wirtschaftswissenschaftler mit Schwerpunkt Organisation und Personal- und Informationsmanagement Christian Scholz sowie die Projektleiterin Recruiting und Personalmarketing der Diakonie Deutschland, Maja Roedenbeck-Schäfer, einerseits und die Schweizer Wirtschafts-Consultin, Martina Mangelsdorf, sowie die Zürcher Direktorin Human Resource Management, Daniela Eberhardt, andererseits. Die theoretischen Grundlagen zur Organisationssoziologie liefert der Soziologe Niklas Luhmann.

2 Theoretischer Hintergrund

2.1 Berufsbild Notfallsanitäter

Der Gesetzentwurf zur Ausbildung von Notfallsanitäter_Innen in Deutschland von 2014 beinhaltet eine weitaus intensivere Ausbildung als bisher. Dabei wurde das Ziel verfolgt, den Herausforderungen der staatlichen Daseinsfürsorge gerecht zu werden und der deutschen Bevölkerung eine möglichst flächendeckende, engmaschige medizinische Notfallhilfe gewähren zu können. Die Intensivierung dieser Ausbildung dient auch dazu, der modernen Aufgabenstellung sowie den aktuellsten Fachstandard in der Technik und Wissenschaft im Sinne des § 630a II BGB bei den Patienten_Innen gerecht zu werden (Entwurf eines Gesetzes über den Beruf der Notfallsanitäterin und des Notfallsanitäters sowie zur Änderung weiterer Vorschriften, 2012/Drucksache 17/11689, S. 1).

Die Ausbildungsziele der dreijährigen Berufsausbildung sind im § 4 I NotSanG beschrieben:

Die Ausbildung zur Notfallsanitäterin oder zum Notfallsanitäter soll entsprechend dem allgemein anerkannten Stand rettungsdienstlicher, medizinischer und weiterer bezugswissenschaftlicher Erkenntnisse fachliche, personale, soziale und methodische Kompetenzen zur eigenverantwortlichen Durchführung und teamorientierten Mitwirkung insbesondere bei der notfallmedizinischen Versorgung und dem Transport von Patientinnen und Patienten vermitteln.

Während der § 4 NotSanG nur das Ausbildungsziel beschreibt, erläutert der Gesetzgeber die zu erlernenden Kompetenzen en detail. Im Weiteren werden im § 4 II Nr. 1 NotSanG die Ausbildungsziele genannt, die die Notfallsanitäter_Innen eigenverantwortlich ausführen sollen. Besonders wird hier der § 4 II Nr. 1c NotSanG herausgestellt:

Durchführen medizinischer Maßnahmen der Erstversorgung bei Patientinnen und Patienten im Notfalleinsatz und dabei Anwenden von in der Ausbildung erlernten und beherrschten, auch invasiven Maßnahmen, um einer Verschlechterung der Situation der Patientinnen und Patienten bis zum Eintreffen der Notärztin oder des Notarztes oder dem Beginn einer weiteren ärztlichen Versorgung vorzubeugen, wenn ein lebensgefährlicher Zustand vorliegt oder wesentliche Folgeschäden zu erwarten sind. (Entwurf eines Gesetzes über den Beruf der Notfallsanitäterin und des Notfallsanitäters sowie zur Änderung weiterer Vorschriften, 2012/Drucksache 17/11689, S. 20–22).

2.2 Definition Akademisierung

Der Begriff der Akademisierung soll in diesem Abschnitt wie folgt extrahiert und definiert werden. Der Berufe, der nach dem Berufsbildungsgesetz unterrichtet (...) und nun auch an Fachhochschulen im Rahmen eines dualen Studiums angeboten wird, soll den Studenten_Innen in der Regel den Abschluss als Bachelor ermöglichen (Akademisierung, 2022). Bezogen auf den Beruf des Notfallsanitäters bzw. der Notfallsanitäterin, bedeutet Akademisierung „die vom Gesetzgeber eingeräumte Modellmöglichkeit für eine hochschulbasierte Berufsausbildung, sie bietet die Möglichkeit der Entwicklung eines akademischen Studiengangs zum Notfallsanitäter" (Zirnstein, 2021). Diese genannte Modellmöglichkeit für eine hochschulbasierte Berufsausbildung steht in Zusammenhang mit der 2014 eingeführten 3-jährigen Berufsausbildung zum Notfallsanitäter bzw. zur Notfallsanitäterin. Das Berufsbild des Notfallsanitäters bzw. der Notfallsanitäterin löst das des Rettungsassistenten bzw. der Rettungsassistentin ab, wo die Ausbildung lediglich zwei Jahre dauerte und dadurch keine anerkannte Berufsausbildung in diesem Sinne war. Die

Akademisierung bedeutet gleichwohl, dass das Lehrpersonal nun erstmals aus Akademikern_innen besteht und diese sich an „handlungs- und lernfeldorientierte Curricula" (Fromm & Runggaldier, 2021) orientieren – fern „älterer Lehrpläne in der rettungsdienstlichen Ausbildung" (ebd.), die rein fachwissenschaftlich ausgerichtet waren. Akademisierung heißt nun auch, dass das akademische Lehrpersonal eine bestimmte „Fachdidaktik des Rettungswesens" (ebd.) zum Kernelement seines beruflichen Handelns zählt (ebd.).

2.3 Personalprobleme und strukturelle Probleme im Rettungsdienst in Zahlen

Zur Eruierung eines tatsächlichen oder vermeintlichen Fachkräftemangels im Rettungsdienst ist eine sogenannten Fachkräfteengpassanalyse notwendig. Diese wird von der Bundesagentur für Arbeit (BA) veröffentlicht. Dieser Arbeit liegt die Fachkräfteengpassanalyse von 2019 vor (Goersch, 2019). Jene sozialempirische Methode gilt als aussagestärkstes Messinstrument eines potenziellen Personaldefizits im Rettungsdienst Deutschlands. Der Begriff Engpass soll daraufhin hinweisen, dass das betreffende Phänomen ein vorübergehendes sein kann, und er ist wertfreier als der Begriff Mangel. Der Prozess beginnt damit, dass das Amt eine offene Stelle meldet. Darin eingeschlossen ist der Besetzungstermin: Wann soll die Stelle besetzt werden? Dritter Parameter ist die Abmeldung der Stelle: Sie ist dann besetzt. Es gibt zwei bedeutsamen Zeitspannen innerhalb dieser Analyse: die vollständige Laufzeit, also das Zeitintervall von Stellenmeldung bis Stellenabmeldung, und die Vakanzzeit: „die Zeit also zwischen dem Punkt, zu dem eine Stelle besetzt sein sollte, und dem Punkt, zum dem die Stelle tatsächlich besetzt wurde." Je größer die Differenz zwischen diesen beiden Punkten, desto weniger bis gar keine Bewerber_Innen. Wenn der Grund für die Vakanz der ist, dass es nicht genug Bewerber_Innen gibt, ist ein Fachkräfteengpass gegeben. „Allerdings nur dann, wenn die Vakanzzeit deutlich länger dauert als gewöhnlich." Und – ist das der Fall? Was sagen die Statistiken der BA zu den besetzten Stellen im Rettungsdienst? Unter die Kennziffer 8134 fallen die Stellen für den Rettungsdienstes:

> Für das Anforderungsprofil 2 (Fachkraft) gab es zwischen Mai 2018 und April 2019 über das Jahr gesehen einen durchschnittlichen Bestand von 891 Stellen(angeboten) bei einem durchschnittlichen Bestand an Arbeitslosen von 907. Betrachtet man diese Zahlen, so kommt auf jeden Arbeitslosen nahezu eine Stelle. Der Arbeitsagentur werden nicht alle offenen Stellen, jedoch nahezu alle Arbeitslosen gemeldet. Aufgrund ihrer eigenen Studien geht die BA davon aus, dass ca. 50% der Stellen bei ihr gemeldet werden. Unter Berücksichtigung dieser Vorzeichen sieht die Situation folgendermaßen aus: Auf jeden, der sich für eine Qualifikation im Rettungsdienst arbeitslos gemeldet hatte, kamen zwei freie Stellen. Es überwiegen die

freien Stellen gegenüber den Arbeitslosen mit einem Verhältnis von 2:1 (Exkurs: In anderen Gesundheitsberufen sieht es jedoch noch wesentlich schlimmer aus: Angepasst an die mutmaßlich realen Bedingungen nach demselben Verfahren wie oben – und für den Vorjahreszeitraum – kamen auf 100 freie Stellen nur rund 28 Gesundheits- und Krankenpflegekräfte – Verhältnis ca. 4:1 – bzw. 14 Altenpflegekräfte – Verhältnis ca. 7:1). Auch wenn dies nicht die klassische Meinung der Fachliteratur widerspiegelt, kann hier zumindest ansatzweise eine Vorstellung des Fachkräfteengpasses präsentiert werden. Denn in der oben beschriebenen Vakanzzeit zeigt sich dieser nach den klassischen Definitionen nicht: Erst bei einer Überschreitung des Bundesdurchschnitts um 40% oder mehr wird von einem Fachkräfteengpass gesprochen. Dies liegt für den Rettungsdienst nicht vor (ebd.).

Die bundesdurchschnittliche Vakanzzeit „lag von Mai 2018 bis April 2019 bei 118 Tagen, die des Rettungsdienstes bei 150 Tagen." Die daraus errechnete Überschreibung von 26,5 Prozent bedeutet, dass hier kein Fachkräfteengpass vorlag. Dies gilt auch für die Jahre davor (Mai 2017– April 2018: 11,6%) Zwischen Mai 2015 bis April 2016 war die Vakanzzeit hier deutlich kürzer als im Bundesdurchschnitt. Sie lag bei -2,3%. Daraus lässt sich schlussfolgern, dass die Diskrepanz zwischen den Angaben in der Fachwelt des Rettungswesens und den Statistiken des Bundes weniger etwas mit Zahlen zu tun haben, als dass hier vielmehr ein strukturelles Problem vorliegt. Die Einführung des Berufsbildes Notfallsanitäter_In mit längeren Ausbildungszeiten gilt als besonders problematisch, weil sich dadurch „bestimmte Zeitfenster schließen" (ebd.).

Berechnungen für verschiedene Bundesländer zeigen, dass in einem Fall der Bedarf von Notfallsanitätern bis 2020 nur zu 54% gedeckt ist. Für ein anderes Bundesland zeigten die Untersuchungen, dass bei der Fortsetzung der Notfallsanitäterausbildung in der begonnenen Form bis 2024 rund 120% der Rettungsassistenten die Ergänzungsprüfung machen müssten, um den Bedarf zu decken, was aus mehreren Gründen nicht möglich ist (ebd.).

Diese Aussage wird von einer explorativen Studie der Akkon-Hochschule für Humanwissenschaften gestützt, welche an 13, nach dem Zufallsprinzip ausgewählten Leistungserbringern eine Befragung durchgeführt hat. Das Ergebnis sah folgendermaßen aus:

Auf die Frage: ‚Als wie schwierig würden Sie es aktuell jeweils bezeichnen, Personen der folgenden Berufsbilder für die Rettungsmittel (nur für Primärversorgung bzw. Primärtransport) Ihrer Organisation oder Ihres Unternehmens zu finden?' lag die Antwort auf einer Skala von 1 (= extrem schwierig) bis 7 (= extrem leicht) im Durchschnitt für Rettungssanitäter bei 2,83, für Rettungsassistenten bei 2,44 und für Notfallsanitäter bei 2,64. Diese Ergebnisse legen nahe, dass ein gewisser Fachkräfteengpass existiert. Die Besetzung von Stellen erscheint den Leistungserbringern schwierig bis sehr schwierig.

Auf die Frage: Wenn Sie an die Besetzung Ihrer Rettungsmittel (nur für Primärversorgung bzw. -transport) gemäß den Vorgaben Ihres Landesrettungsdienstgesetzes denken: Als wie schwierig würden Sie dann aktuell die Besetzung dieser Rettungsmittel bezeichnen? lag die Antwort auf derselben Skala durchschnittlich bei 3,69. Es handelt sich hier entsprechend weder um ein besonders schwieriges noch ein besonders leichtes Unterfangen (mit einer leichten Tendenz zu „schwierig"). Die Konsequenzen aus der schwierigen Rekrutierungssituation sind also nicht dramatisch (ebd.).

3   Methodik

Die gewählte Methode dieser Arbeit ist aufgrund des begrenzten Umfangs die internetbasierte Literaturrecherche. Die Recherche erfolgte in Datenbanken und Fachdatenbanken. Hierzu gehören vor allem BASE und Google Scholar. Suchbegriffe werden in die Suchfelder der Datenbanken eingegeben. Themenrelevante Suchbegriffe sind Akademisierung im Gesundheitswesen, Akademisierung im Rettungsdienst, Digital Leadership, Servant Leadership, Führungskräfte NPO, Generation Z, Generation Y und Generation X, Notfallsanitäterausbildung und Fachkräftemangel. Sinnvoll war es, die Suchwörter mit Trunkierungen (*) zu versehen. Das verbessert das Suchergebnis im Sinne einer höheren Trefferquote. Darüber hinaus werden die Suchbegriffe mit AND, OR, NOT und NEAR verknüpft (Klems, 2003) Wissenschaftliche Quellen, Quellen aus dem unmittelbaren Umfeld Gesundheitswesens, Literatur zum Alltag des/der Notfallsanitäter_In, zum Thema Leadership verschiedener Generationen und die Folgen der Akademisierung in der Notfallpraxis bestimmen die Recherchebasis für diese Arbeit. Nach der Methode SQ3R wurde die jeweilige Quelle nach In- und Ausschlusskriterien überprüft.

1. Skim / Survey: Ein grober Überblick wurde gewonnen, indem der Text kurz überflogen wurde.
2. Question: Stimmt der Inhalt der Quelle mit der Fragestellung dieser Arbeit überein?
3. Read 1: Die Quelle wird zum ersten Mal gelesen; wichtige Stellen werden markiert.
4. Read 2 / Respond: Welche inhaltlich zentral wichtigen Fragen dieser Arbeit lassen sich mithilfe dieser Quelle beantworten?
5. Read 3 / Re-Read: Noch einmal wird der Text kritisch hinterfragt: Welche Antworten zur Fragestellung dieser Arbeit oder den Unterfragen werden durch diesen Text konkret geliefert? (YouTube 2013)

4.1   Folgen der Akademisierung aus Sicht der Experten_Innen

Stefanie Steeg ist eine wissenschaftliche Mitarbeiterin an der Hochschule Niederrhein, wo Handwerker_Innen ein berufsbegleitendes Bachelor-Hochschulstudium absolvieren können. Sie sieht die Akademisierung, von ihr definiert als „eine zunehmende Öffnung der Hochschulen, u.a. durch die Einleitung des sog. dritten Bildungsweges" kritisch (Steeg, 2017, S. 12). Mit dem „volkswirtschaflichen Strukturwandel hin zur Dienstleistungs- und Wissensgesellschaft" (ebd.) würden immer mehr akademisch ausgebildete Arbeitskräfte angeworben, wodurch Hochschulabsolventen_Innen mehr an Bedeutung auf dem Arbeitsmarkt bekämen und das auf Kosten der beruflich qualifizierten Fachkräfte, das heißt, dass „Rekrutierungs-potenzial" (ebd.) für seitens der Arbeitgeber werde dadurch reduziert (ebd., S. 17).

Gordon Heringshausen, Professor und Notfallsanitäter an der Berliner Akkon Hochschule für Humanwissenschaften, begrüßt hingegen die Akademisierung in Gestalt des Notfallsanitäters als notwendigen Schritt zur steten Nachfrage nach verbesserter medizinisch-technischer Qualifikation im nicht ärztlichen Sektor des Rettungswesens. Eine Professionalisierungsdebatte wird seit Jahren im Gesundheitswesen über die detaillierten Notwendigkeiten zur Absicherung einer eigenständigen Profession im Rettungswesen gerade durch den akademisch gebildeten Notfallsanitäter geführt. Hier steht eine eher landläufige Meinung, dass der Rettungsdienst lediglich eine „Erstversorgungs- und Transporttätigkeit" (Heringshausen, 2019, S. 40) hat, einer völlig anderen beruflichen Alltagssituation gegenüber, die eine fundierte dreijährige Ausbildung notwendig macht (ebd.). Dieser Weg der nicht ärztlichen Professionalisierung in der Notfallmedizin spiegelt einen zunehmend verkleinerten Abstand zwischen den Notärzten_Innen, sowie den Notfallsanitäter_Innen wider, wie beispielsweise in der Telemedizin (ebd., S. 41). In Gestalt des Notfallsanitäters soll eine kompetente Führungskraft das Team im Rettungswagen anleiten, auch zur Entlastung der Notärzte_Innen in einer immer komplexer werdenden Notfallsituation, die eine „bessere patientenorientierte Versorgung" (ebd., S. 42) verlangt. Der Notfallsanitäter bzw. die Notfallsanitäterin als akademische Führungskraft muss, wie eingangs bereits genannt, gleichzeitig „BWL-Experte, Jurist, Pädagoge, Rettungsdienst-, Rettungswachen- oder Bereichsleiter" (ebd.) in einer Person sein. Das geht nur mit einer umfassenden Ausbildung, um sich ein sicheres Grundwissen anzueignen.

4.2.1 Profil Führungskraft einer NPO

Im deutschen Rettungsdienst handelt es sich vielerorts um eine Mischung aus NGO, also um eine auf Spenden und Mitgliedsbeiträge gestützte Nonprofitorganisation und der NPO. Für die Beschreibung des Anforderungsprofils einer NPO-Führungskraft sind hier Elemente aus dem Berufsbild der NPO Führungskraft gewählt, da es hierfür eine sehr aussagekräftige Forschungsliteratur gibt. Lediglich die Tatsache, dass eine NPO sich aus selbst erwirtschafteten Mitteln finanziert, wurde außer Acht gelassen (Simsa, 2017). Wie ist Führung in einer NPO zu verstehen? Führung hier basiert auf gemeinsamen Werten, hat vereinbarte Ziele vor Augen und ist ergebnisorientiert. Ergebnisse werden erzielt durch soziale Interaktion im Team und zwischen Team und Führungskraft. Gemeinsame Aufgaben werden in einer Arbeitssituation geleistet, die eine bestimmte Struktur hat und an einem Regelwerk orientiert ist. Trotz der allgemein vorherrschenden Erwartung, dass eine Führungskraft über eine gewisse charismatische Ausstrahlungskraft verfügen sollte, zeigen die jüngsten Entwicklungen innerhalb der Betriebsstrukturen, dass jede NPO ein System darstellt, die einer Eigendynamik folgt, worauf auch der schillerndste Leader keinen Einfluss hat. Vor allem im akuten Alltag des Rettungsdienstes entscheidet sich in jeder Situation, ob und wie sich ein Impuls des Teamleiters durchsetzt bzw. Früchte trägt. Effizient zu arbeiten und dabei den Faktor Mensch im Auge zu behalten bedeutet ein täglicher Balanceakt für die Führungskraft. Hat es die Führungskraft mit Freiwilligen bzw. Ehrenamtlichen in einem Einsatz zu tun, könnte sie mit „hohen Ansprüchen an Mitbestimmung und Konsensorientierung" konfrontiert werden, mit dem Wunsch, als unterstützendes Individuum mit eigenen Wunschvorstellungen wahrgenommen zu werden, was zusätzlich zum Rettungseinsatz Energie kostet. Die Führungskraft steht zwischen dem Funktionsanspruch ihrer Organisation gegenüber den Teammitgliedern und deren Ansprüchen. Von Vorteil in einer NPO im Rettungswesen ist, dass deren Führungskräfte es selten mit unmotivierten Mitarbeiter_Innen zu tun haben, denn die Arbeit, konkret der lebensrettende Einsatz, wird als höchst sinnstiftend wahrgenommen. Finanzaufwendige Human-Resources-Anstrengungen fallen hier in der Regel weg. Im zwischenmenschlichen Bereich könnte es unter Teammitgliedern vereinzelt politisch-ideologische Konflikte geben, die sich leicht durch ein persönliches Gespräch nivellieren lassen. Ein gesellschaftliches Umdenken weg von wohlfahrtsstaatlichem und solidarischem Handeln führt auch in NPOs zu einer Ökonomisierung der Betriebsstrukturen. Damit einher geht ein immer größerer Komplex unterschiedlicher Aufgaben. Die neue Führungskraft braucht Management-, Rechts- und BWL-Fähigkeiten und gerät hier in ein Spannungsfeld von humanitären Werten und wirtschaftlichen Notwendigkeiten, von Kostendruck und persönlichem Leistungsanspruch, was eine solche Person energetisch schnell ausbrennen könnte (ebd.). Welche Aufgaben gehören nur zur neuen NPO-Führungskraft?

„Sich selbst führen" (ebd.) zu können oder wie Goethe sagt, sich selbst verwalten zu können, beeinflusst das erfolgreiche Führen in allen anderen Aufgabenbereichen des Kaleidoskops. Hier ist die Vorbildfunktion des Leaders angesprochen. Ist er integer? Ist er glaubwürdig? Predigt er Wasser und trinkt er aber Wein? Er sollte eigene Werte nicht nur haben, sondern sie auch vor den Augen des ganzen Teams leben. Ist er mutig, einsatzfreudig? Ernährt er sich gesund? Hält er Geist, Seele und Körper im Gleichgewicht? Hat er Visionen für seine NPO und für sein Team? Tritt er mit Selbstdisziplin professionell auf? Ist er durchsetzungsstark? (ebd.)

„Mitarbeiter führen" (ebd.) heißt, ihre Potenziale und Skills zu erkennen und zu fördern und sie optimal vor Ort im Arbeitsprozess, während des Einsatzes, einzusetzen. Zwischen Fordern und Überfordern gibt es oftmals nur einen schmalen Grat. Den muss die Führungskraft rechtzeitig erkennen. Auch die von vornherein passende Human-Resources-Rekrutierung gehört zu diesem Aufgabenfeld der NPO-Führungskraft. Die unternehmerische Bindung von den Mitarbeiter_Innen entsteht durch Kommunikation und durch Zuhören, während das (neue) Teammitglied seine Karrierewünsche äußert und von persönlichen Zielen spricht. Ist die Führungskraft dazu in der Lage? (ebd.)

„Zusammenarbeit gestalten" (ebd.) bedeutet, dass der NPO-Leader moderierende Teamsitzungen gestaltet, auf die Rückmeldungen seines Teams eingeht, Raum für Reflexion schafft und Teams effizient und harmonisch zusammensetzt. Auch hat er leitenden Einfluss auf das Aussehen und die Gestaltung des Teamraumes. Emotionale Nähe im jeweiligen Team als Grundvoraussetzung für den optimalen Rettungseinsatz ist hier oberstes Ziel.

„Die Organisation entwickeln" (ebd.) heißt, struktur- und prozessorientiert zu denken und zu handeln. Dazu gehören konkret etwa die Gestaltung von Organigrammen, die Etablierung von Abläufen, die Einführung eines Regelwerkes und eines Modus der Leistungsmessung und der Sanktionen bei Regelverstößen im Rettungseinsatz. Eine klare Aufgabenverteilung ist hier notwendig, um Menschenleben zu retten. Die Angst „vor zu viel Bürokratie" (ebd.) sollte hier kein Hindernis sein (ebd.).

„Aufgaben und Ziele erfüllen" (ebd.) bedeutet, dass der NPO-Leader Aufgaben vergibt, dass er Mittel und Wege kennen muss, die Resultate zu messen. Er sollte betriebswirtschaftliche Kennziffern kennen und Faktoren der Gewinnevaluierung durch Kostenminimierung identifizieren können. Sein berufliches Know-how muss so hoch sein, dass er fachliche Standards setzen und erkennen kann, wenn diese nicht erfüllt worden sind (ebd.).

„Den strategischen Rahmen für die Führungsaktivitäten setzen" (ebd.) ist eine höchst visionäre Aufgabe für den Leader einer NPO. Vor seinem Team kommuniziert er klar, wie der medizinisch-technische Leistungsanspruch eines nicht ärztlichen Rettungsteams in den kommenden Jahren aussehen wird, welche Weiterbildung dafür notwendig sein wird, welche Mittel dafür eingesetzt werden müssen, welche Kostenträger/Stakeholder dafür angesprochen werden müssten, aber auch, was an Überholtem, etwa im Personalbereich bei zu geringer

Qualifikation, losgelassen werden muss. Der Leader formuliert hier ein Leitbild, eine Vision und eine Mission zugleich (ebd.).

„Rahmenbedingungen wahrnehmen und deren Bedeutung einschätzen" (ebd.) und „relevante Trends erkennen" (ebd.) verpflichtet den Leader zu Achtsamkeit. Er muss Diskurse in Gesellschaft und Politik für seinen Verantwortungsbereich übersetzen können und daraus Entscheidungen für die Zukunft vorbereiten, etwa, wenn es um die Anschaffung neuer medizinischer Gerätschaften oder resistenterer Berufskleidung geht. Hierfür sollte sie Freiräume fern von operativen Tagesabläufen zu Recherchezwecken nutzen (ebd.). Führung muss gelernt werden, was anhand dieses komplexen Aufgabenfeldes exemplarisch dargestellt wurde. Jede NPO-Führungskraft sollte sich kontinuierlich weiterentwickeln, sich nicht auf ihre Außenwirkung verlassen, sondern sich auf die beruflichen Perspektiven ihrer Teammitglieder genauso konzentrieren wie auf ihre eigenen. Dynamische Führungsstile aus der freien Wirtschaft wirken in NPOs eher abschreckend. Die Mitarbeiter_Innen sind ja schon motiviert. Pushen braucht es deshalb nur selten.

4.2.2 Servant Leadership in NPOs

Erstmals erschien der Terminus „Servant Leadership" in einem 1970 publizierten Essay namens *The Servant as Leader* (Ostermeier, 2015). Damaliger Autor war der Consultant und Gastprofessor an der Harvard Business School sowie spätere Gründer des Center for Servant Leadership, Robert K. Greenleaf. Dienen und Führen schließen sich nach dem Verständnis dieses Konzepts von Führung nicht aus. Es bedeutet, wie es im deutschen Sprachraum gemutmaßt werden könnte, keine Unterordnung, sondern eine grundsätzliche Orientiertheit am Wohlergehen des Teams. So kocht ein dienender Leader auch mal Kaffee fürs Team, ohne sich dabei zu einem kontinuierlichen Getränkeservice zu verpflichten. CEO und Präsident des Centers war Larry C. Spears. Er erarbeitete zehn Kernelemente eines Servant Leaders:

1. Er muss aktiv zuhören können: Er erkennt nonverbale Äußerungen und achtet auf Zwischentöne und die Äußerungen des Gegenübers werden wertfrei zur Kenntnis genommen und überdacht (ebd.).
2. Er muss empathiefähig sein. Er sollte mit dem Herzen sprechen, seinen Mitarbeiter_Innen Lob und Anerkennung aussprechen, ihnen ihre große Bedeutung, ihren hohen Wert für das Team und die Organisation kommunizieren und Herzenswärme auch in das Team tragen (ebd.).
3. Er soll eine heilende Wirkung auf seine Mitarbeiter_Innen ausüben, d. h. ihnen die Ängste vor der eigenen Unzulänglichkeit nehmen, zwischenmenschliche Konflikte im Team lösen und die persönliche Entfaltung jedes Einzelnen fördern (ebd.).

4. Er sollte sein Tun, Denken und Handeln ständig reflektieren und dazu auch sein Team anregen. Auf diese Weise können schädigende Arbeits- und Handlungsabläufe, aber auch falsche Entscheidungen vorzeitig gestoppt werden (ebd.).

5. Die dienende Führungskraft folgt ihrer Intuition und handelt weitsichtig. Sie denkt auf Metaebene und in Gesamtzusammenhängen. Intuitiv getroffene Entscheidungen haben eine spirituelle Quelle und sind auf das Wohlergehen des gesellschaftlichen Kollektivs ausgerichtet. Nicht etwa der Rettungsdienst eines bestimmten Stadtteils soll Anerkennung finden, indem diese und jene Entscheidung getroffen wird, sondern den Menschen in diesem Stadtteil optimal geholfen werden, so würde ein liebender Gott handeln (ebd.).

6. Die Dienende Führungskraft überzeugt, indem sie vertrauenswürdig ist und kein persönliches Machtstreben im Sinn hat. Alltäglich beobachtbare Integrität ist hier der vertrauensbildende Weg (ebd.).

7. Wie im vorangegangenen Kapitel bereits genannt, muss auch die dienende Führungskraft mutig Visionen entwickeln und kommunizieren, dabei müssen Ziele strategisch aufbereitet werden, das heißt Teilziele und zeitliche Vorgaben erarbeitet werden. Eine Vision soll das Team enger zusammenschweißen, wobei sie im Rahmen der NPO dennoch nicht zu überzogen rüberkommen sollte, da die Mitarbeiter_Innen hier bereits großteils intrinsisch motiviert sind (ebd.).

8. Der Servant Leader sollte immer an die Eigenverantwortung seiner Mitarbeiter_Innen appellieren, in dem Sinne: Was kann ich konkret geben? Wo liegt meine Stärke? Wie bringe ich mich aktiv ein? Dies erreicht er durch ein Gefühl von Herzenswärme, die er in seinem Team vermittelt, welches das altruistische Handeln seiner Mitarbeiter_Innen fördert (ebd.).

9. Die dienende Führungskraft führt ein Leben in Achtsamkeit: Was hat es für Folgen für das Kollektiv der Menschen und den Planeten, wenn ich so denke und handle (ebd.)?

10. Nur wer sich selbst ändern will kann wirklich eine dienende Führungskraft sein. Diese legt sich die Selbstverpflichtung auf, kontinuierlich an ihrer Persönlichkeitsentwicklung zu arbeiten (ebd.).

Eine Langzeitstudie am Potsdamer Lehrstuhl für Führung, Organisation und Personal ergab, das sich durch altruistische Elemente in der Mitarbeiterführung der gesundheitliche Zustand der Teams drastisch verbessert: Weniger Burnout, weniger Kosten durch Krankheitsausfälle, weniger Fachkräfteverschleiß oder -verlust sind die Folgen (Domes, 2013; Müller, 2018).

4.3 Generation Z

Werte und unterschiedliche Vorstellungen von Arbeitsethos miteinander zu vereinbaren ist kein Hochseildrahtakt, wenn gewusst wie. Zunächst sollen hier die Werte der Generation Z in puncto Arbeitswelt dargestellt und erste Lösungen für einen möglichst reibungslosen

Betriebsalltag genannt werden. Zum hohen Gut dieser Generation gilt der ganz klare Schutz der Privatsphäre. Sie will pünktlich Feierabend machen. Dies scheint als Gegenbewegung zu einer volatilen, stets abrufbaren Kommunikations- und Informationsgesellschaft von Generation X bis Y gewertet zu werden. Optimal ist hier, eine geregelte Arbeitszeit zwischen 9 und 17 Uhr anzusetzen. Eine Verschmelzung von Arbeits- und Privatleben lehnt diese Generation einheitlich ab (Scholz, 2014, S. 146). Aufgrund dieses engen Zeitfensters am Arbeitsplatz arbeitet diese Generation aber besonders effektiv, und das sollte in Gestalt eines positiven Feedbacks auch gewürdigt werden (siehe unten), ansonsten sind sie „mit einem Klick" sozusagen aus dem Rettungswesen und dem (Führungs-)Job verschwunden (Kallenbach, 2019). Wie schon in Kapitel 2.3 beschrieben, hat das aufgrund des regional unterschiedlichen Fachkräftemangels mitunter gravierende Folgen. Diese Generation folgt konsequent einem gut gefütterten Wohlgefühl, das der Identität der virtuell, per YouTube bespaßten Digital-Gourmet-Generation entspricht (Deters, 2022). Diese Generation liebt Kuratoren, beispielsweise als knapp etwas ältere, aber immer noch der gleichen Generation angehörige Lotsen, die sie durch die komplexe neue Arbeitswelt führen, oder sie vertrauen auf die „Z-Notgemeinschaft" (Scholz, 2014, S. 166). Im Bezug zum Rettungsdienst präferieren sie eine Gruppe gleichaltriger Kollegen_Innen, die ihnen Tipps und Ratschläge für das berufliche Vorankommen gibt, und erwartet so etwas wie Helikopter-Führungskräfte (Schäfer, 2020, S. 152), die sie an die Hand nehmen und vor den Härten des Berufsalltags warnen, wenn nicht sogar schützen sollen (Scholz, 2014, S. 166). Das Prinzip „Don't manage me. Understand me" (ebd., S. 168) heißt, dass diese Generation nicht verplant werden möchte, sondern selbst aus einem „Spektrum an Möglichkeiten" (ebd.) entscheiden will, was für sie die beste Kombination an Qualifikationsinhalten ist und das auch von den Älteren ernst genommen wird (Deters, 2022). Für sie ist diese Form der Selbstverantwortung ein hoher und entscheidender Wert. Dabei steht für sie immer Sicherheit an erster Stelle. Diese Generation will am besten ein Leben lang im Rettungsdienst tätig sein (ebd.). Als Führungskraft wie auch als Fachkraft sind ihr NPOs im Rettungswesen sehr willkommen, da es hier vorhersehbare Strukturen gibt und sie sich sicher sein können, dass die Organisation nicht insolvent geht, oder auf befristete Arbeitsverträge umstellt (ebd., S. 167). Diese Generation sieht die Arbeit als Mittel der Qualifizierung. Ein stetes graduelles Aneignen von Wissen wie das Erreichen unterschiedlicher Levels in einem Onlinespiel ist das Ziel, denn nur stete Weiterbildung schützt vor den Unsicherheiten der Zukunft. Dementsprechend erwartet sie von ihren Führungskräften stete Weiterbildungsmöglichkeiten, als Führungskräfte selbst fördern sie ihre Teammitarbeiter_Innen mit selbigem Verantwortungsbewusstsein, da sie wissen, was auf dem Spiel steht (ebd., S. 170 f.). Wie ein Gamer, der seine Levels in relativ kurzer Zeit bis zum „große(n) Krieger oder Magier" (ebd., S. 170) erreicht, erwartet diese Generation optimale Qualifikation bei kurzer Amortisationsdauer, umsetzbar als „kurzfristigere Qualifizierungsaktionen als andere Generationen. Sie reichen von wenigen Tagen (...) bis zu maximal drei Monaten" (ebd., S. 171). Diese Generation erwartet ständig positives Feedback und lastet negatives dem Unternehmen bzw. der Führungskraft selbst an, sie zeigt hier eindeutig narzisstische Züge. An dieser Stelle verhindert sie persönliche Fortschritte, indem sie sachliche Kritik abwehrt. Aus diesem Grund hilft ihr hier am besten ein Führungsstil à la Joachim Löw: eine klar definierte Aufgabenstellung, die der Generation-Z-Notfallhelfer_In mechanisch abarbeitet. Als Führungskraft selbst würde sie das ebenfalls mit ihrem Teammitgliedern so tun (ebd., S. 174–176). Aus dem eben Gesagten folgt, dass diese Generation Z sehr kleinparzellige Aufgaben, abgeleitet aus den knappen Contents der Social-Media-Plattformen, „Snackable Content" (Schäfer, 2020, S. 127) erledigen möchte. Wie passt das nun zur eigenen Rolle der Führungskraft? Da sie wie eingangs beschrieben Managementvorgaben für sich selbst ablehnt, befürwortet sie eine flache Hierarchie von Teamkollege_In zu Teamkollege_In mit klarer offener Kommunikation, mittels derer ebenfalls kleinparzellige Aufgaben klar ausgegeben werden. Diese Generation, die als Digital Natives mit steter kommunikativer Interaktion in den Social Medias aufgewachsen ist, steht auf ehrliche, knappe Kommunikationsstruktur und Aufgabenvergabe und so wird sie auch als Führungskraft vorgehen. Dies sollte hingegen immer mit einem Schuss Spaßkultur geschehen. Diese Generation will bespaßt werden und agiert dementsprechend (Kallenbach, 2019) Während in Unternehmen der freien Wirtschaft diese Generation ihre Chefs mit der Frage nach dem Sinn und der Nachhaltigkeit oftmals nerven, steht dies ihren Vorgesetzten im Rettungswesen nicht bevor (Deters, 2022). Das NPO-Label dient gleichsam als Glaubensbekenntnis ihrer Vorgesetzten. Zu dem Wert, auf diese Weise „zu den Guten" zu gehören, bedeutet auch, dass sie das Ideal des Servant Leaders voll und ganz in ihr Bewusstseinsrepertoire übernehmen – aber nur bis zum streng terminierten Feierabend. Während diese Generation im Privaten „always on" ist, gilt das für den beruflichen Bereich nicht. Hier gilt „always off", diese Zeit der Erholung schenkt sie auch ihren Mitarbeiter_Innen. Als Kompromiss gibt es für sie als Führungskraft, einen Notfallkanal für dringende Anliegen zur Verfügung zu stellen (Scholz, 2014, S. 185). Für die IT gilt, dass die Generation Z ein System erwartet und selbst bedient, die dem „iPhone- Paradigma" (ebd., S. 187) genügt. Diese Generation nutzt außerdem sehr fokussiert wenige Apps und diese selektive Arbeitsmethode gilt auch für die Kommunikationsweise, die hier funktioniert: immer reduziert und knapp, auf den Punkt gebracht Dinge und Aufgabe benennen (ebd.). Auch hier gilt das Prinzip Snackable Content. Generation-Z-Führungskräfte gehen mit dem Bewusstsein an den (Berufs-)Start, als Premium-Mitarbeiter Premium-Behandlung erwarten zu können, speziell auf sie zugeschnittene Qualifizierungsangebote. Sie sind „Digital Gourmets" (Scholz, 2014, S. 188), die für hochpreisige Informationen aus dem Netz auf digitalen Müll verzichten und sich gerne mit exklusivem Edutainment bespaßen lassen. Deshalb ist es nur logisch, dass sie als Mitarbeiter_Innen Mitspracherechte erwarten, also einen partizipativen Führungsstil – als Führungskräfte gewähren sie diesen auch. Sie sind durch die digitale Selbst-erziehung mit dem Prinzip von Gleichberechtigung vertraut, was sie widerstandsfrei in die Teamarbeit mit dem jeweils anderen Geschlecht hineintragen (ebd., S. 188 ff.; Kallenbach, 2019).

4.4   Kooperation der Generationen

Da sich die Generation der Babyboomer in den nächsten Jahren in den Ruhestand begibt, betrifft die Frage der Führungspositionen und der Zusammenarbeit unterschiedlicher Generationen auf oberster Ebene die Generationen X, Y und Z. Kurz kann zu den Werten der Generation Babyboomer gesagt werden, dass sie sehr auf Materielles und auf Sicherheit ausgerichtet ist. Sie betrifft die Jahrgänge 1956 bis 1964. Die Generation X stellt aktuell den größten Anteil an Arbeitnehmern_Innen, insbesondere auch in den Führungspositionen. Sie ist nach den Babyboomern die älteste Generation, die nicht im Zeitalter der Digitalisierung geboren wurde. Ihre höchsten Werte sind „Wohlstand, Karriere und Sicherheit" (Eberhardt, 2021, S. 35). Sie umfasst die Jahrgänge 1965 bis 1980.

Während die Generation Y bereits Führungspositionen im Gesundheitswesen innehat, ist die Generation Z gerade dabei, das Studium mit durchschnittlich 27 Jahren abzuschließen und bewirbt sich zukünftig danach mit akademischem Titel (B.Sc.) als Notfallsanitäter um eine Führungsposition im Rettungsdienst, oder stellen bereits einen nicht unwesentlichen Teil der Fachkräfte in diesem Berufsfeld. Gemeinsam ist den beiden Generationen „die Vereinbarkeit von Lebensbereichen" (ebd.) und die Digitalisierung. Da ihre Angst vor Terrorismus größer ist als vor einer Klimakatastrophe, sind der Generation Y Nachhaltigkeit und Klimaschutz nicht ganz so wichtig wie der Generation Z, genauso wenig wie der „klassische(n) hierarchische(n) Aufstieg" (ebd.). Ihr Selbstbild ist eher individualistisch, weshalb es ihr nichts ausmacht, Privat und Beruf miteinander zu verbinden, statt beides strikt voneinander zu trennen, da sie die Arbeit sie persönlich erfüllen, einen Sinn ergeben muss, da kann es auch mal ein paar Homeoffice-Stunden länger werden. Sie ist weniger sicherheitsorientiert als die Generation Z. Gemeinsam ist diesen beiden Generationen ein partizipativer Führungsstil (Kallenbach, 2019). Um einen destruktiven Clash der Generationen zu vermeiden, gilt es, „die Vielfalt" (Eberhardt, 2014, S. 35) für „den Nutzen für die Organisation" (ebd.) zu erhöhen. Hier ist „Diversity-Management" (ebd.) angesagt. Die Führungskraft der jeweiligen Generation muss erkennen, dass „für verschiedene Aufgaben (...) verschiedene Perspektiven benötigt" werden, „die bevorzugt von Angehörigen verschiedener Generationen eingebracht werden. Verschiedene Altersgruppen (...) ,,bringen unterschiedliche Talente ein, erhöhen den Zugang zu verschiedenen Gruppen von Patienten_Innen und bringen unterschiedliche Perspektiven in die Zusammenarbeit ein. Da die verschiedenen Generationen unterschiedliche Lebensschwerpunkte haben, werden auch soziale Konflikte reduziert" (ebd., S. 39). Eine erfolgreiche „Inklusion von Mitarbeitenden aller Generationen" (ebd.) in einem Rettungsdienst gelingt nur dann, wenn die entsprechende Führungskraft die genannten Vorteile von Vielfalt erkennt. Was passiert, wenn diese Wertschätzung vorhanden ist? Sie ist bereit, zunächst heterogene Teams zu installieren und sich auf sie einzulassen (ebd., S. 35–47; Kallenbach, 2019), konkret bedeutet das: „Impulsvorträge zu den unterschiedlichen Generationen im Rahmen von monatlichen, informellen Treffen, bei denen Austausch und Diskussion möglich sind" (Kallenbach, 2019), zu organisieren, sogenannte „Reverse-Mentoring-Programme" (ebd.) zu etablieren. „Dadurch können Gen Y und Z die Erfahrungen der Älteren nutzen und die älteren Arbeitnehmer bleiben in ihrer Entwicklung z. B. im Bereich Digitalisierung nicht stehen." (ebd.) Auch dienen „kurzformatige Generationen-Workshops" (ebd.) einem erfolgreichen Diversity-Management. Diese Workshops fördern die „Sensibilisierung für die Unterschiede und Gemeinsamkeiten der Generationen und eine bessere Fokussierung auf die speziellen Stärken und Potenziale in altersgemischten Teams." (ebd.) Im Hinblick auf die Nähe der Generation Z – und auch der Generation Y – zum Kosmos der Onlinespiele sollten diese Workshops sehr spielerisch-unterhaltsam gestaltet sein. Alle genannten Maßnahmen kommen in Form einer „effektiveren Zusammenarbeit in heterogenen Teams" (ebd.) den zu helfenden Menschen im Noteinsatz zugute. Welche Eigenschaften, unterschiedlichen Vorstellungen von Arbeitsethos und Werte es gilt, im Team unter einen Hut zu bringen, zeigt nachfolgende Tabelle.:

Tabelle der Generationen: Eigenschaften, Werte und Arbeitsethos von Generation Babyboomer bis Generation Z im Überblick

	Babyboomer	Generation X	Generation Y	Generation Z
Eigenschaften	Teamorientiert, anpackend, optimistisch, konfliktvermeidend	Pragmatisch, direkt, akzeptiert kritiklos Pflichten, skeptisch	Sprunghaft, anspruchsvoll, vernetzt, selbstbewusst, authentisch	Hypervernetzt, fordernd, realistisch, wird in der Literatur als „egozentrisch" und „flüchtig" eingestuft
Arbeitsethos	Ideal = Bilderbuchkarriere, intrinsisch motiviert für hochwertige Arbeit	Ergebnisorientiert, persönliche Ziele werden den Unternehmensziel en untergeordnet, für hohe Leistung wollen sie hoch entlohnt werden	Keine Aufopferung mehr für die Karriere, Sinnerfüllung im Job, sonst Wechsel, persönliche Ziele stehen mehr und mehr im Vordergrund	Sicherer Arbeitsplatz, Antrieb im Beruf extrinsisch durch Helikopter-Mentoring

Werte	Loyalität, Ordnung,	Autonomie,	Lifestyle,	Stabilität,
	Strebsamkeit,	Individualismus,	Partizipation,	Sicherheit,
	Demokratie	Zielorientierung,	Selbstverwirklich-	Nachhaltigkeit,
		Erfolg,	ung, Spaß,	Vernetzung als
		Gegenleistung	Teamwork	natürlicher Wert

Tabelle 1: Tabelle der Generationen: Eigenschaften, Werte und Arbeitsethos von Generation Babyboomer bis Generation Z im Überblick (Mangelsdorf, 2015, 22 f.; Kallenbach, 2019)

Wie diese unterschiedlichen drei Parameter innerbetrieblich umgesetzt werden können, wurde in Form der oben genannten Impulse in diesem Kapitel aufgezeigt. Gleichwohl zeigt sich hier ein umfassender, auch empirischer Forschungsbedarf.

Als letzter Aspekt soll hier auf die Art und Weise, wie die Mitglieder dieser unterschiedlichen Generationen dennoch nach ähnlichen Maßstäben ihre Entscheidungen treffen, eingegangen werden. Hierzu wurde das Konzept der „Entscheidungsprogramme" (Luhmann, 2011, S. 256) aus der Organisationssoziologie von Niklas Luhmann gewählt. Diese gehören zu den von Luhmann ebenfalls verfassten „Entscheidungskompromissen" (ebd.), sind aber konkreter gefasst, im unternehmerischen Kontext würden sie einfach als Aufgaben oder Ziele bezeichnet werden. „Entscheidungsprogramme definieren Bedingungen der sachlichen Richtigkeit von Entscheidungen" (ebd.). Auf der Führungsebene erscheinen Entscheidungsprogramme als „Kriterien für die Beurteilung komplexer Projekte" (ebd.). Erst wenn diese erfüllt sind, kann die Unsicherheit angesichts einer ggf. falschen Entscheidung als minimiert erkannt werden. Ob eine Entscheidung akzeptiert wird, hängt vom Kriterium der sozialen Akzeptanz ab. Mit dem Kommunikationsmittel der Vereinfachung werden Entscheidungen formal so abstrakt gehalten, dass der Sinn dahinter nicht klar erkennbar wird, was wiederum dazu genutzt wird, eine Entscheidung in Richtig und Falsch bzw. Dafür und Dagegen zu kategorisieren, ohne Nuancen und Zwischentöne zu bedenken. Beispiele hierfür wären „Regeln, die ohne Zeitbeschränkung auf mehr als einen Fall angewandt werden können" (ebd., S. 271). Bis zu ihrer Außerkraftsetzung durch neue Programme dienen sie als „positives Recht" der Organisation. Ein Beispiel von Entscheidungsprogrammen für Notfallsanitäter_Innen sind die „10 goldenen Regeln für die Arbeit im Rettungsdienst" (Engbert, 2018). Sie dürfen von keinem Angehörigen jedweder Generation gebrochen werden.

5 Ergebnisse

Die Ergebnisse hinsichtlich der Frage, welche Auswirkungen die Akademisierung auf das Gesundheitswesen mit Schwerpunkt Rettungswesen lassen sich in sieben Punkten zusammenfassen:

1. Die Akademisierung dient der Professionalisierung, d. h. medizinisch-technisches Know-how, BWL-Wissen, Rechtsverständnis, Personalführung, Controlling und Wertekultur, vereint im Berufsbild Notfallsanitäter_In

2. Das akademisch erworbene Wissen um Personalführung und Teambildung fördert die Inklusion der Generationen

3. Eine neue, teamorientierte Führungskultur fördert die Gesundheit sämtlicher Teammitglieder und hat multiplikatorische Wirkung für das Ansehen des jeweiligen Rettungsdienstes

4. Die beiden digitalen Generation Y und insbesondere Generation X eignen sich für Servant Leadership/die Dienende Führung ganz besonders, da beide teamorientiert denken, Mitverantwortung der Mitarbeiter_Innen begrüßen, Selbstverwirklichung fördern, das persönliche Wohlbefinden durch die Vereinbarkeit von Privat und Beruf bzw. durch starke Abgrenzung beider Bereiche begrüßen und weil insbesondere die Generation Z den Wert der Vielfalt in hohem Maße schätzt. Beide digitalen Generationen fördern die stete Weiterbildung im Bereich IT und Userfreundlichkeit der medizinisch-technischen Geräte (iPhone-Parameter).

5. Der Schutz der Privatsphäre von Mitarbeitern der Generation Z ist in hohem Maße Folge zu leisten, da sie nur dann in der Lage sind, in einem engen Zeitfenster vor Ort im NPO-Unternehmen beste Leistung zu bringen, und weil sie schnell „kündigungsanfällig" sind, wenn diesem Wunsch nicht nachgegeben wird. In Zeiten von Fachkräftemangel ist das sehr ungünstig.

6. Der Generationen-Mix als Folge der Akademisierung ergibt sich aus der Bereitschaft von Generation Z, aber auch von Generation Y, sich für eine effektive Teamarbeit einzusetzen, da beide den Vernetzungsgedanken aus dem Internet/Social Media kennen und internalisiert haben.

7. Spielerisch das nächste Level an Qualifizierung zu erreichen bedeutet für die Generation Z als Dienende Führungskraft, die eigenen humanen Werte und den Wunsch, zu den Gute zu gehören (Nachhaltigkeit und Umweltschutz und Wohlergehen der Menschen), im bunten Team widergespiegelt zu sehen. Kurz: Im Rettungswagen mit ihnen sitzt ein Team, das wie eine Benetton-Familie aussieht und stets gut drauf ist.

Auf der Basis der internetbasierten Literaturrecherche wurden der Frage nachgegangen, welche Vor- und Nachteile sich aus der Akademisierung der Führungskräfte im Gesundheitswesen für den Fachkräftemangel mit dem Schwerpunkt Notfallsanitäter_In ergeben. Hierbei wurden statistische Angaben zum angeblichen und tatsächlichen Fachkräftemangel eingesehen, das Qualifikationsprofil des Notfallsanitäters untersucht, ein Vergleich der im Rettungswesen vertretenen Generationen angestellt sowie die aktuellen Anforderungen seitens einer stets diffiziler zu versorgenden Patient_Innengemeinschaft betrachtet. Diese methodische Vorgehensweise kam zu folgenden Ergebnissen. Das statistische Material zu einem angeblichen und tatsächlichen Fachkräftemangel reicht nicht aus, um eindeutig aussagekräftige Messwerte zu erhalten. Die Statistiken der Bundesagentur für Arbeit sind zu generalisierend, die regional unterschiedliche Fachkräftesituation wird von ihnen nicht berücksichtigt. Die Recherche stieß hierbei an ihre Grenzen, indem statistische Angaben zum jeweiligen regionalen Fachkräftebestand nicht auffindbar waren. § 4 I NotSanG regelt die dreijährige Ausbildung zum Notfallsanitäter. Das Ausbildungsprofil wurde in dieser Arbeit ausführlich dargestellt. Es ist Ausdruck der Akademisierung von Führungskräften im Gesundheitswesen, da diese Ausbildung ein Hochschulstudium impliziert. Am Beispiel dieses vielseitigen und äußerst anspruchsvollen Berufsbildes kann eindeutig nachvollzogen werden, wie sehr akademisch gebildete Führungskräfte willkommen geheißen werden müssen. Zum einen werden Notfallsanitäter deshalb zu akademischen Fachkräften für Notfallmedizin ausgebildet, um dem steten medizinisch-technologischen Fortschritt standhalten und unter Zeitdruck hochqualifizierte Versorgungsmaßnahmen am Patienten ausüben zu können. Zum anderen werden Notfallsanitäter_Innen als Teambilder_In und Teamleiter_In auf Basis der Goldenen Regel des Rettungswesens ausgebildet, um über die effektive Kooperation der Generationen ebenfalls optimalen Dienst am zu versorgenden Patienten leisten zu können. Darüber hinaus tragen sie Sorge für zukünftige Notfallsanitäter, indem sie die Generation Z mit neuen Vorstellungen zur Trennung von Beruf und Privat und insbesondere zu Diversität und Nachhaltigkeit als wertvolle und keineswegs verwöhnte Mitarbeiter respektiert und ressourcenorientiert einsetzt. Im Hinblick auf die untersuchte Meinung von Experten aus dem Rettungswesen konnte ebenfalls erfahren werden, dass die Akademisierung von diesen Personen mehrheitlich begrüßt wird, auch hier steht Teamarbeit und kontinuierlich zu steigerndes Fachwissen (lebenslanges Lernen) im Vordergrund. Inhaltlich vertieft wurde sich auch in neue, zeitgemäße Formen von Führung. Ganz besonders das Dienendes Führen (Servant Leadership) mit dem hohen Anspruch der Selbstführung an die leitende Person kommt dem Wertesystem der Generationen Y und Z entgegen, die autoritäre Führungsstrukturen ablehnt und hingegen auf Soft Skills setzt. Der Trend in Richtung Akademisierung des Gesundheitswesens lässt sich also nicht mehr aufhalten, soll eine breitflächige, effiziente und hochqualifizierte medizinische Notfallversorgung gewährleistet bleiben, gesteuert von einer Führungskraft, die durch eigene Werte, Arbeitsethos und Eigenschaften diesen Anforderungen gewachsen ist. Generation Y und Generation Z sind besonders diesen Aufgaben gewachsen. Für die Angehörigen der Generationen X und den Babyboomern erwächst daraus eine gewisse Selbstverpflichtung, sich durch lebenslanges Lernen und Teamgeist diesem Anforderungsprofil zu stellen bzw. ggf. auch als etwas ältere Fachkraft den Weg in die Hochschule nicht zu scheuen.

Zusammenfassend aus den Ergebnissen in Kapitel 5 ergibt sich, dass sich der Trend in Richtung Akademisierung des Gesundheitswesens nicht mehr aufhalten lässt. Dieser soll eine breitflächige, effiziente und hochqualifizierte medizinische Notfallversorgung gewährleisten, die von einer Führungskraft gesteuert wird, die durch eigene Werte, Arbeitsethos und Eigenschaften diesen Anforderungen gewachsen ist. Generation Y und Generation Z sind diesen Aufgaben besonders gewachsen. Für die Angehörigen der Generationen X und den Babyboomern erwächst daraus eine gewisse Selbstverpflichtung, sich durch lebenslanges Lernen und Teamgeist diesem Anforderungsprofil zu stellen bzw. ggf. auch als etwas ältere Fachkraft den Weg in die Hochschule nicht zu scheuen.

7 Fazit

Die Forschungsfrage dieser Arbeit lautet, welche Folgen die Akademisierung von Führungskräften im Gesundheitswesen am Beispiel des Rettungsdienstes, schlussfolgernd im Bereich der dreijährigen hochschulbasierten Ausbildung zum Notfallsanitäter hat. Pointiert, wie wirkt sich die Akademisierung dieser bestehenden bzw. neu qualifizierten Führungskräfte auf die Fachkräftesituation im Bereich des Rettungswesens aus. Diese Frage konnte durch die Anwendung der Methode der internetbasierten Literaturrecherche beantwortet werden. Nicht akademische Fachkräfte geraten eindeutig durch den immer stärker werdenden Trend zur Akademisierung in den Hintergrund. Aufgrund ihrer fehlenden akademischen Weiterqualifizierung verlieren sie perspektivisch zunehmend an Bedeutung und es besteht höchstwahrscheinlich die Notwendigkeit, sich selbst auf einer Hochschule weiterzubilden, um den Ansprüchen im Rettungswesen, speziell im Notfalleinsatz, gerecht werden zu können und gleichzeitig den Anschluss an junge aufstrebende Führungskräfte in der NQR 6 zu halten. Aber auch, wenn sie sich gegen eine solche hochschulbasierte Ausbildung entscheiden, werden sie dennoch von der zunehmenden Präsenz akademisch ausgebildeter Führungskräfte im Rettungswagen profitieren. Diese sind nämlich, so hat diese Untersuchung ergeben, mit ausgesprochen starken Soft Skills ausgestattet. Sie befürworten eine flache Hierarchie, legen sehr viel Wert auf einen transparenten und empathischen zwischenmenschlichen Umgang im Team und bieten ihnen Aufgabenbereiche an, wo sie ihre ganz persönlichen Talente und Fähigkeiten voll entfalten können. Andererseits erwarten sie, dass Werte wie Nachhaltigkeit, Klimaschutz, Diversity und Schutz der Privatsphäre geachtet werden – Werte, die sie selbst leben und verinnerlicht haben. Für die zukünftige Forschung würde es sich anbieten, noch mehr statistisches Material zum tatsächlich vorhandenen Fachkräftemangel in den einzelnen Bundesländern zu erheben. Hierzu herrscht Forschungsmangel und damit besteht ein Defizit an Gründen für den jeweiligen regionalen Fachkräftemangel. Gibt es andere Faktoren für diese Entwicklung als die Akademisierung? Aus der Diskussion bezüglich der unterschiedlichen Generationen im Rettungswesen ergibt sich auch die eindeutige Notwendigkeit, Kooperationsstrategien speziell für die Teams der Notfallsanitäter_Innen zu entwickeln, sodass hier am Ende nicht der Patient unter Querelen und Kompetenzgerangel leidet, die ihn nicht betreffen. Denn letztendlich geht es um den reibungslosen Ablauf während der notfallmedizinischen Versorgung von akut vital bedrohten Menschen. Durch klare Richtlinien können Mobbing und weniger drastische Konflikte vermieden werden. Im Hinblick auf die klare Trennung der Generation Z von Beruflichem und Privatem bei einem sehr resolut verteidigtem Zeitfenster und dennoch exquisiter Leistung wird ein Umdenken für alle Beteiligten notwendig sein. Hier wird gerade den Generationen Babyboomer und X eine äußerst unbequeme Anpassungsleistung abverlangt werden. Damit dies gelingt, soll auf den Vorschlag, der in der Untersuchung dieser Arbeit genannt wurde, noch einmal hingewiesen werden, das Diversity-Management konsequent im Rettungsdienst anzuwenden: in Form von Diversity-Workshops oder Einsätzen mit Teams aus unterschiedlichen Generationen. Auf diese Weise werden Vorurteile am schnellsten aufgelöst. Ältere Generationen profitieren auf alle Fälle von den hohen internetbasierten und Social-Media-basierten Fähigkeiten der beiden jüngsten Generationen als akademische Führungskräfte, verknüpft mit einem hohen Verständnis von hochmoderner Technologie. Die Forschungsfrage dieser Arbeit konnte dahingehend beantwortet werden, dass sich die Akademisierung positiv auf die Professionalisierung der Fachkräfte im Rettungswesen auswirkt und insgesamt den Gesundheitssektor inhaltlich wie personell fördert: für eine flächendenkende Versorgung der Bevölkerung auf hohem notfallmedizinischem Niveau bei gleichzeitig enger Bindung der Mitarbeiter_Innen durch neue Formen von Führung. Die Weiterbildung jedes Einzelnen zugunsten eines noch konfliktfreieren Miteinanders im Team bleibt seine freie Entscheidung.

Akademisierung | Definition und Erklärung (2022). https://www.academyofsports.de/. https://www.academyofsports.de/de/lexikon/akademisierung/

Deters, J. (2022, 19. August). *Gen Z: Das sollten Manager über den Nachwuchs wissen.* https://www.wiwo.de/. https://www.wiwo.de/erfolg/trends/neuerscheinung-gen-z-fuer-entscheider-innen-der-forderungskatalog-der-generation-z-an-unternehmen/28611092.html?social=facebook&utm_medium=social&utm_source=Facebook#Echobox=1660909462

Domes, F. (2013, 4. Februar). *GRIN - Servant leadership und psychische Grundbedürfnisse von Mitarbeitern.* https://www.grin.com. https://www.grin.com/document/209137

Eberhardt, D. (2021). *Generationen zusammen führen: Mit Generation X, Y, Z und Babyboomern die Arbeitswelt gestalten (Haufe Fachbuch)* (3. aktualisierte Auflage 2021 Aufl.). Haufe-Lexware.

Engbert, T. (2018, 30. April). *10 goldene Regeln für die Arbeit im Rettungsdienst - Deutscher Berufsverband Rettungsdienst e.V. (DBRD).* https://www.dbrd.de/. https://www.dbrd.de/index.php/aktuell/aktuelles/394-10-goldene-regeln-fuer-die-arbeit-im-rettungsdienst

Entwurf eines Gesetzes zur Änderung des Notfallsanitätergesetzes (2019 & i.d.F.v. Drucksache 428/19). https://stm.baden-wuerttemberg.de/fileadmin/redaktion/m-stm/intern/dateien/lv_berlin/Initiativen_und_Beitritte_BW/BR_0428-19.pdf

Fromm, A. & Runggaldier, K. (2021). *Berufliche Bildung im Rettungswesen.* SpringerLink. https://link.springer.com/referenceworkentry/10.1007/978-3-662-61428-0_10-1?error=cookies_not_supported&code=a685de5f-1982-4668-b0e0-4226cbb98af4

Goersch, Henning G. (2019). *Fachkräftemangel im Rettungsdienst: Wie ernst ist die Situation wirklich?   -   S+K   Verlag   für   Notfallmedizin.* https://www.skverlag.de/. https://www.skverlag.de/rettungsdienst/meldung/newsartikel/fachkraeftemangel-im-rettungsdienst-wie-ernst-ist-die-situation-wirklich.html#:%7E:text=Die%20Statistiken%20der%20Bundesagentur%20f%C3%BCr%20Arbeit%20(BA)&text=F%C3%BCr%20das%20Anforderungsprofil%202%20(Fachkraft,Bestand%20an%20Arbeitslosen%20von%20907.

Heringshausen, G. (2019). Professionalisierung und Akademisierung im Rettungsdienst. *Rettungsdienst 42, 40-45*

Kallenbach, I. (2019). *X, Y. . . Generation Z - Kulturwandel im Unternehmen.* Https://Blog.Reflect-Beratung.De/. https://blog.reflect-beratung.de/change-management-generation-z

Klems, M. (2003). *„Finden, was man sucht!". Strategien und Werkzeuge für die Internet-Recherche.* Landesanstalt für Medien Nordrhein-Westfalen

Luhmann, N. (2011). *Organisation und Entscheidung (Rheinisch-Westfälische Akademie der Wissenschaften, 232, Band 232)* (3. Aufl. 2011 Aufl.). VS Verlag für Sozialwissenschaften.

Mangelsdorf, M. (2015). *Von Babyboomer bis Generation Z: Der richtige Umgang mit unterschiedlichen Generationen im Unternehmen (Whitebooks)* (3. Aufl.). GABAL.

Müller, S. (2018, 25. April). *GRIN - Dienende Führung und ihre gesundheitlichen Auswirkungen.* https://www.grin.com. https://www.grin.com/document/423726

Ostermeier, A. (2015, 1. Februar). *BACHELOR + MASTER PUBLISHING - Servant Leadership in sozialen Organisationen: Dienende Führung im dritten Sektor.* BACHELOR MASTER PUBLISHING. https://www.bachelor-master-publishing.de/document/297381

Schäfer, M. R. (2020). *Generation Z to go für Sozial- und Pflegeeinrichtungen: Sofort einsetzbare Ideen, Tipps und Tools zur Nachwuchsgewinnung - und -bindung* (1. Aufl.). Walhalla Fachverlag.

Scholz, C. (2014). *Generation Z: Wie sie tickt, was sie verändert und warum sie uns alle ansteckt* (1. Aufl.). Wiley-VCH.

Simsa, R. (2017, 22. Dezember). *Führung in Nonprofit-Organisationen – zwischen Wirtschaft und Werten.* FORUM WIRTSCHAFTSETHIK. https://www.forum-wirtschaftsethik.de/fuehrung-in-nonprofit-organisationen-zwischen-wirtschaft-und-werten/

SQ3R Reading Method. (2013, 12. Juni). YouTube. https://www.youtube.com/watch?v=0dhcSP_Myjg

Steeg, Stefanie (2017). Die Folgen einer fortschreitenden Akademisierung für die Fachkräftesituation im Handwerk. *NIERS – Diskussionsbeiträge zur nationalökonomischen Praxis, Nr. 8, 1–48.*

VPOD NGO (Bern, o. D.). *Was heisst gute Führung in NGO?* https://ngo.vpod.ch/downloads/diverses/fuehrung-in-ngo.pdf

Zirnstein, M. (2021, 3. März). *Zur Akademisierung und Professionalisierung des Berufsbilds des Notfallsanitäters. Eine qualitative Untersuchung mittels Interviewanalyse von Mitarbeitern in der Notfall- und Rettungsmedizin.* SpringerLink. https://link.springer.com/article/10.1007/s10049-021-00853-5?error=cookies_not_supported&code=a04a869c-c9a2-49b4-8646-6e1db93a53fa

ACS	Akutes Koronarsyndrom
ÄLRD	Ärztlicher Leiter_In Rettungsdienst
BA	Bundesagentur für Arbeit
BGB	Bürgerliches Gesetzbuch
B.Sc.	Bachelor of Science
BTM	Betäubungsmittel
BV	Bundesverband
BWL	Betriebswirtschaftslehre
CEO	Chief Executive Officer
COPD	Chronic obstructive pulmonary disease
CPAP	Continuous positive airway pressure
ERC	European Research Council
i.m.	intramuskulär
i.o.	intraossär
i.v.	intravenös
IT	Information Technology
NGO	Non-Governmental-Organisationen
NPO	Non-Profit-Organisation
NotSanG	Notfallsanitätergesetz
NQR	Nationaler Qualifikationsrahmen
SOP	Standard Operating Procedure
VEL	Vollelektrolytelösung
VPOD	Schweizerischer Verband des Personals öffentlicher Dienste
VT	Ventrikuläre Tachykardie

10 Tabellenverzeichnis

Anhang A: Medikamentenkatalog im Pyramidenprozess vom BV der ÄLRD

Anhang B: Maßnahmenkatalog im Pyramidenprozess vom BV der ÄLRD

Anhang A: Medikamentenkatalog im Pyramidenprozess vom BV der ÄLRD

Nr.	Medikament	Besonderer Anwendungsbereich	Leitlinie
1	Adrenalin i.m.	Anaphylaxie	ERC Reanimationsleitlinien
2	Adrenalin i.v.	Reanimation, Anaphylaxie, Bradykardie	ERC Reanimationsleitlinien
3	Adrenalin inhalativ	Asthma, Anaphylaxie, Pseudokrupp	
4	Amiodaron	Reanimation, VT	ERC Reanimationsleitlinien
5	Antiemetika	Starke Übelkeit und Erbrechen	
6	Acetylsalicylsäure	ACS	ESC Leitlinie; ERC Leitlinie
7	Atropin	Bradykardie, Intoxikation mit Alkylphosphaten	ERC Leitlinie
8	Benzodiazepine	(Fieber) Krampfanfall, Status Epilepticus, Sedierung, Erregungszustände	DSG/DGN Leitlinie
9	Beta$_2$ - Sympathomimetika & Ipratropiumbromid	Asthma, COPD, Bronchitis	ERC Leitlinie
10	Butylscopolamin	Koliken	
11	Furosemid	Lungenödem	
12	Glucose	Hypoglykämie	
13	H1 und H2 Blocker	Allergische Reaktion	ERC Leitlinie
14	Heparin	ACS	ERC Leitlinie
15	Ibuprofen oder Paracetamol	Antipyretika, Analgesie	
16	Ketamin	Analgesie	
17	Kortison	Asthma, Allergie	ERC Leitlinie
18	Kristalloide Infusion (balancierte VEL)	Volumenersatz, Medikamententräger	
19	Kolloidale Lösungen		
20	Lidocain	Intraossäre Punktion	
21	Metamizol	Antipyretika, Analgesie	
22	Naloxon	Opiat Intoxikation	ERC Leitlinie
23	Nitrate	ACS, Lungenödem	ESC, ERC Leitlinie
24	Opiate	Analgesie bei ACS und Trauma	
25	Nitrendipin	Hypertone Krise	

Anhang B: Maßnahmenkatalog im Pyramidenprozess vom BV der ÄLRD

Nr.	Maßnahme	Notfallmedizinisches Zustandsbild und -situation	Nachweiskatalog Mindestzahl	Eigenverant	Mitwirkung	Zugrunde liegende Leitlinie
1	i.V. Zugang	Notwendigkeit für Medikamente/ Volumen	mindestens 50 x am Patienten	x		ERC Leitlinie 2010, S3 Polytrauma
2	Intraossärer Zugang	Reanimation	mindestens 10 x am Phantom	x		ERC Leitlinie 2010
3	Extra-glottischer Atemweg	Reanimation / Atemwegssicherung	mindestens 20 x Phantom mindestens 45 x Patienten	x		ERC Leitlinie 2010
4	Laryngo-Skopie + Magill-Zange	Bolussuche und -entfernung	mindestens 20 x Phantom mindestens 10 x in der Klinik	x		ERC Leitlinie 2010
5	Nicht-invasives CPAP	COPD, Kardiales Lungenödem	mindestens 10 x Patienten		x	
6	Tourniquet/ pneumatische Blutsperre	Amputation mit nicht abdrückbaren Blutungen	Mindestens 5x Phantom plus			
7	Beckenschlinge	Beckentrauma	mindestens 5 x Phantom		x	S3 Polytrauma-leitlinie
8	Achsen-gerechte Immobilisation	Grobe Fehlstelllung bei Extremitätenfrakturen	mindestens 5 x Phantom		x	S3 Polytrauma-leitlinie
9	Thoraxpunktion	Spannungs-pneumothorax	mindestens 10 x Phantom		x	S3 Polytrauma-leitlinie
10	Manuelle Defibrillation	Kammerflimmern	mindestens 20 x Simulator		x	ERC Leitlinie 2010
11	Kardioversion	Instabile Tachykardie mit Bewusstlosigkeit	mindestens 20 x Simulator mindestens 20 x EKG Bilder richtig erkennen		x	ERC Leitlinie 2010
12	Externe Schrittmacher-anlage	Instabile Bradykardie mit Bewusstlosigkeit	mindestens 20 x Simulator		x	ERC Leitlinie 2010
13	Geburts-begleitung	Geburt eines Kindes	mindestens 5 x Geburtsphantom		x	
14	Umgang mit tracheo-tomierten Pat.	Verlegung bzw. Defekt der Trachealkanüle	mindestens 5 x am Phantom mindestens 2 x Mitwirkung		x	
15	Tiefes endo-bronchiales Absaugen	Behinderung der Atmung durch endobronchiales Sekret	mindestens 10 x Intensivstation		x	

34

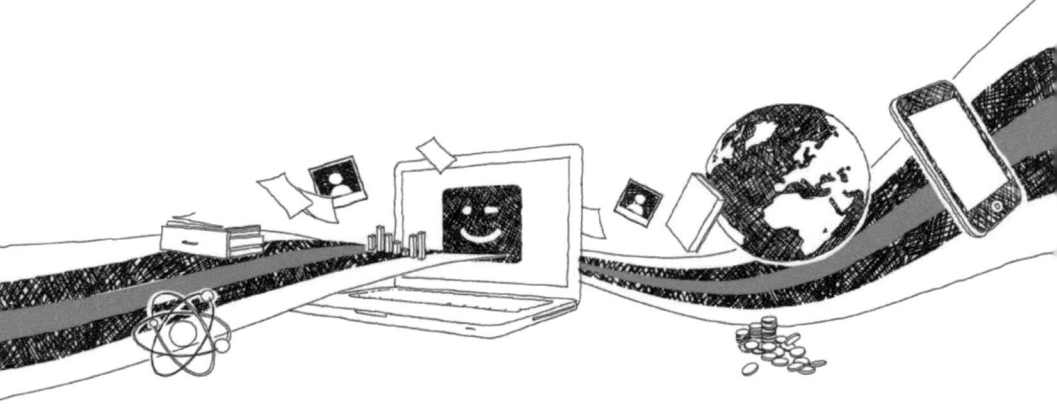
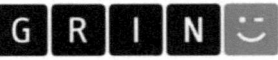